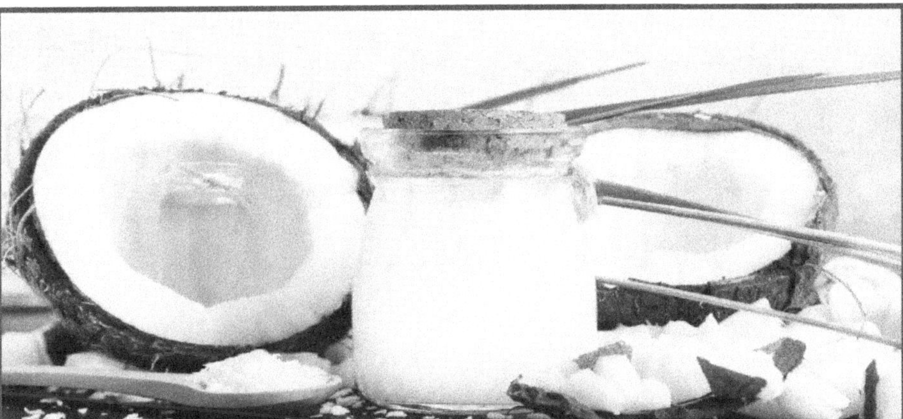

MANUAL COMPLETO DO

# ÓLEO DE COCO

CUIDADOS COM A PELE, CABELO, PERDA DE PESO, SISTEMA IMUNOLÓGICO, COMBATE A INECÇÕES E DOEÇAS CARDIACAS

ALEXANDRO FERNANDES DE OLIVEIRA

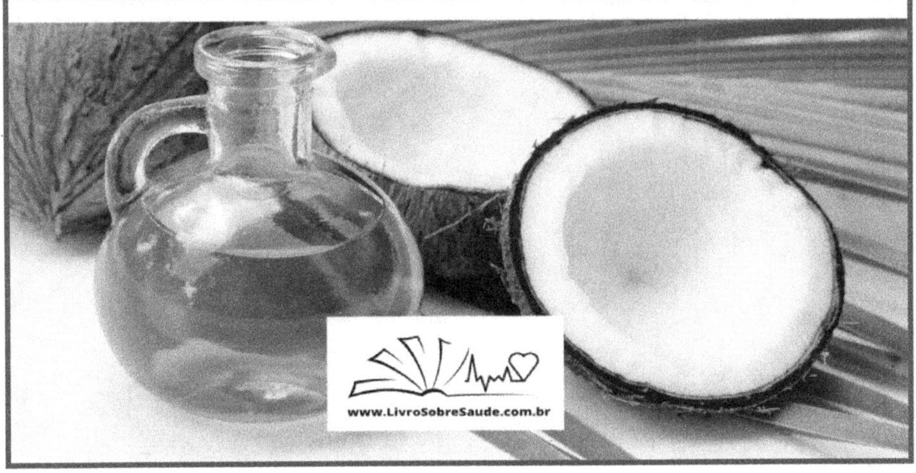

# ÓLEO DE COCO

## MANUAL COMPLETO

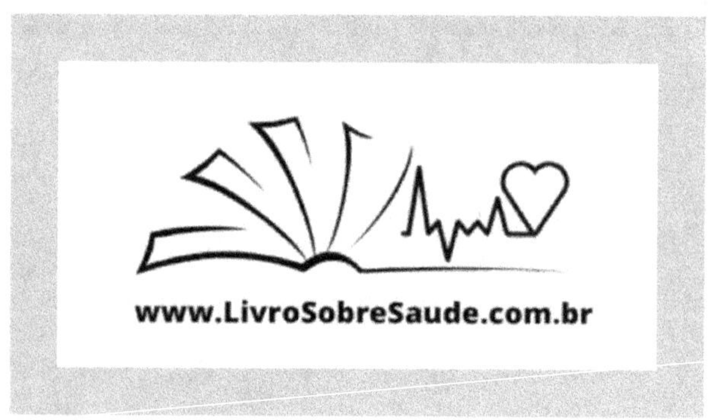

# SUMÁRIO



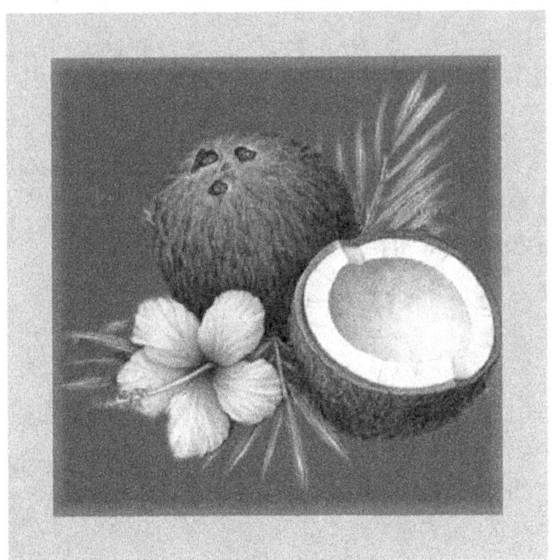

## 1.  INTRODUÇÃO - O MITO DO COCO

O coqueiro é uma das plantas mais versáteis que existem. Embora todos estejamos familiarizados com o coco como fonte de alimento, muitos de nós não conhecem a miríade de outros benefícios que o coco tem.

Em muitos países, as cascas de coco são tecidas em tecidos para esteiras, isolamento e muito mais. As próprias conchas são usadas como tigelas, para fazer utensílios e como dispositivos de flutuação para jangadas. No entanto, é o próprio coco que atrai mais interesse.

A polpa do coco tem um sabor lindo e é usada em todo o mundo nos mais diversos estilos de cozinha. O leite de coco é lindo de beber sozinho e também é o principal ingrediente de caril em todo o mundo.

Ao longo dos anos, muitas, muitas alegações foram feitas sobre os benefícios naturais do óleo de coco à saúde, principalmente em torno das propriedades dietéticas e medicinais que ele possui.

É por isso que no oeste o óleo de coco rapidamente se tornou um produto de consumo popular, com milhares de empresas incluindo-o em seus produtos de beleza e milhares de receitas incluindo-o como uma alternativa a outros óleos.

No entanto, ainda há muita controvérsia em torno dos benefícios reais do coco para a saúde e ainda existem debates sobre se as alegações de seus benefícios foram exageradas.

É aqui que este livro entra em ação. Pesquisamos cuidadosamente os benefícios do óleo de coco e descrevemos detalhadamente todas as fantásticas qualidades que podem advir de comer óleo de coco e aplicá-lo na pele.

Deixamos de fora alguns supostos benefícios por falta de evidências para apoiá-los e esperamos que este livro ajude a dissipar os mitos em torno do óleo de coco, ao mesmo tempo que fornece ao leitor o conhecimento dos tratamentos com óleo de coco que serão aplicáveis a todos em seu estado normal vidas.

Obrigado por adquirir este e-book e esperamos que ele o ajude, pois nos ajudou.

## 2.    ÓLEO DE COCO E SEU CABELO

O óleo de coco há muito é considerado um dos melhores produtos naturais para a saúde do condicionamento do cabelo no mundo natural.

Muitas pessoas em todo o mundo usam óleo de coco como seu único produto condicionador de cabelo, pois é relativamente barato e dá resultados notáveis.

Os benefícios do óleo de coco para o cabelo são numerosos. O óleo de coco ajuda a manter o cabelo totalmente hidratado, promove o crescimento total e cria cabelos fortes, ao mesmo tempo que mantém o couro cabeludo livre de flocos.

Seu principal benefício vem de aumentar a retenção de proteína em seu cabelo - permitindo um crescimento mais completo e forte.

Embora muitas empresas usem pequenas quantidades de óleo de coco virgem em seus produtos de ponta, muitas pessoas agora estão recorrendo ao óleo de coco virgem puro pelos benefícios que ele traz.

Os principais benefícios de usar óleo de coco ou até mesmo creme de óleo de coco em seu cabelo podem ser expostos observando-se as propriedades químicas do óleo de coco.

Freqüentemente, as pessoas prescrevem o óleo de coco como remédio para queda de cabelo - ou pelo menos para retardar o aparecimento de cabelos sem pelos e logo podemos ver o porquê.

Reposição de nutrientes, cabelos hidratados e

fibra capilar reconstruída

Tratamento intensivo e nutrição avançada

Possui óleo de coco 100% vegetal

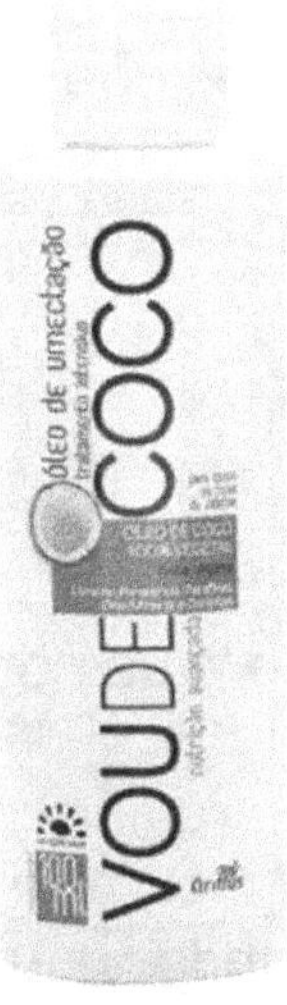


LINK >>> https://amzn.to/3jWZsJc

## ÁCIDO LAURICO

O ácido láurico é encontrado principalmente no óleo produzido a partir de cocos.

Uma das principais causas de queda de cabelo e recessão da linha do cabelo é a ação de micróbios no couro cabeludo e na base dos folículos.

O ácido láurico atua como um óleo antimicrobiano que previne o acúmulo de micróbios prejudiciais, prevenindo a queda de cabelo e estimulando o crescimento fresco e forte.

Isso significa que o óleo de coco não é apenas ótimo para o seu cabelo, mas também pode prevenir a perda de cabelo se usado regularmente.

## ÁCIDO CÁPRICO

O óleo de coco virgem contém um alto rendimento não apenas de ácido láurico, mas também de ácido cáprico.

O ácido cáprico é outro antimicrobiano que funciona de maneira semelhante ao ácido láurico.

Ele combate os micróbios na origem, evitando a propagação e perda de cabelo, enquanto estimula o crescimento de cabelo novo.

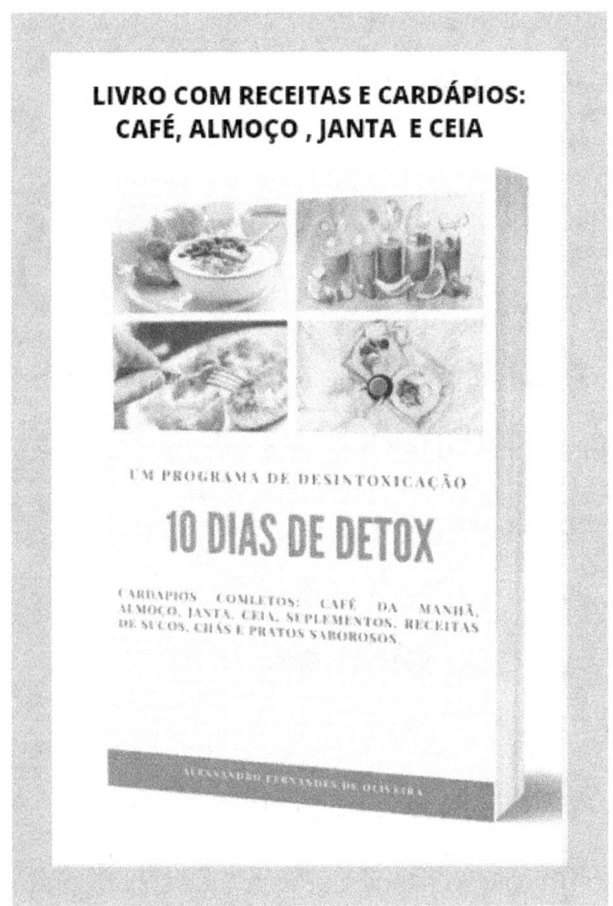

LIVRO COM RECEITAS E CARDÁPIOS:
CAFÉ, ALMOÇO , JANTA  E CEIA
UM PROGRAMA DE DESINTOXICAÇÃO
10 DIAS DE DETOX
CARDÁPIOS COMLETOS: CAFÉ DA MANHÃ, ALMOÇO, JANTA, CEIA, SUPLEMENTOS, RECEITAS DE SUCOS, CHÁS E PRATOS SABOROSOS.
ALESSANDRO FERNANDES DE OLIVEIRA

## VITAMINA E

Todos nós sabemos como a vitamina E é importante para a saúde natural em geral.

A vitamina E ajuda a manter a pele em perfeitas condições e é uma das principais formas de o cabelo manter o brilho e a elasticidade.

## ÁCIDOS GRAXOS

Os ácidos graxos do óleo de coco servem como um ótimo mecanismo anticaspa que supera em muito a maioria dos xampus anticaspa. A aplicação regular suaviza e umedece a pele reduzindo o acúmulo de pelos e flocos.

Os benefícios do óleo de coco virgem para o cabelo são fantásticos. É por isso que mais e mais pessoas estão substituindo seus xampus e condicionadores tradicionais por produtos de óleo de coco puro ou de alta densidade.

Muitas pessoas já começaram a usar o óleo de coco por razões estilísticas, pois ele age de maneira semelhante à cera ou gel para cabelo - sem produzir os flocos de cera típicos e sem prejudicar a resistência dos fios. Isso se deve à capacidade dos óleos de coco de reter umidade em quase todas as temperaturas.

## Óleo De Coco Extra Virgem Pick' N Green (200MI)

**Orgânico 100% natural**

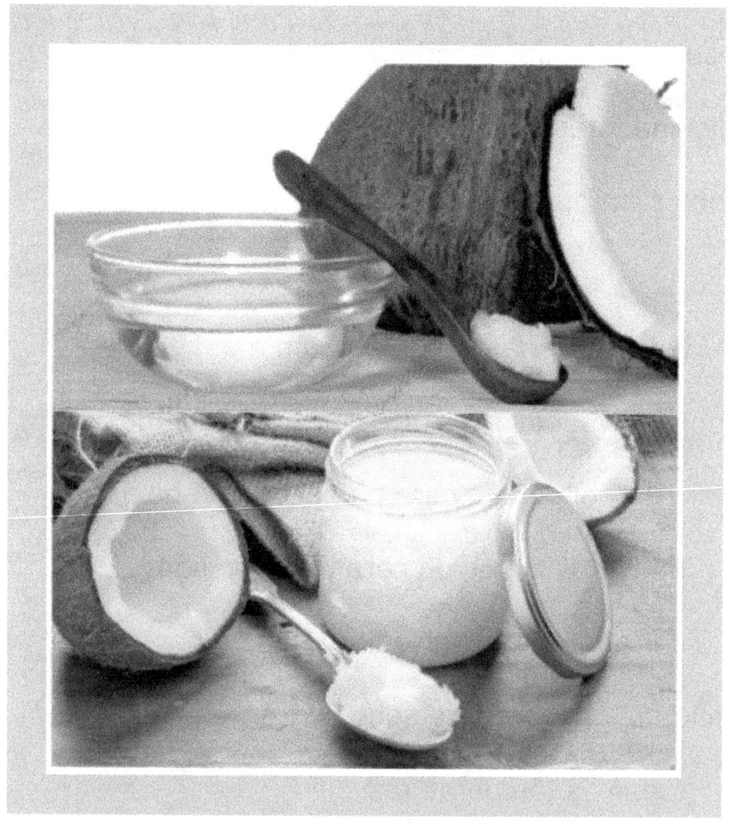

**Não contém glúten**

LINK >>> https://amzn.to/3dtK9VW

## 3.  ÓLEO DE COCO E CUIDADOS COM A PELE

Os benefícios naturais à saúde dos óleos de coco vão muito além dos fantásticos benefícios para o seu cabelo que vimos na primeira seção deste livro.

O óleo de coco também tem um grande número de benefícios fantásticos para a sua pele.

O primeiro, como já vimos, é o grande benefício da Vitamina E. A Vitamina E mantém a pele saudável, sem manchas e protege contra o câncer de pele.

A vitamina E do óleo de coco atua como um antioxidante - o que significa que protege as células da pele da luz ultravioleta, da poluição e dos efeitos negativos da fumaça e de outros "radicais livres".

O mais notável deles é, obviamente, a prevenção do câncer de pele, tornando o óleo de coco uma das formas mais benéficas de protetor solar disponíveis.

A vitamina E também ajuda a reduzir o aparecimento de estrias e previne o aparecimento de manchas senis ao rejuvenescer as células da pele do corpo.

Como o óleo de coco tem um alto teor de vitamina E, muitas pessoas estão usando-o como um substituto substantivo de cremes solares caros ou como um suplemento para protetor solar, pois é menos prejudicial à pele.

O óleo de coco também tem benefícios hidratantes fantásticos que vão além do simples alto teor de vitamina E.

O óleo de coco virgem é um hidratante altamente eficaz e totalmente natural. É improvável que crie reações adversas, pois é completamente natural, o que significa que, ao contrário de muitos hidratantes, você não precisa se preocupar com erupções cutâneas e manchas desagradáveis que aparecem na pele. Além disso, em comparação com a maioria dos cremes hidratantes - que, convenhamos, tem um preço exorbitante - o óleo de coco é barato e dura muito tempo.

Em termos de remédios naturais, o óleo de coco trata e alivia muitas doenças comuns da pele, incluindo eczema, dermatite e psoríase. É por isso que é um ingrediente comum em tratamentos de pele em todo o mundo.

Portanto, a esta altura você provavelmente está pensando que isso é ótimo. Vou comprar alguns, mas na verdade ainda há mais benefícios para a sua pele com o óleo de coco.

Finalmente, o óleo de coco realmente funciona como um creme anti-envelhecimento. Os antioxidantes da vitamina E fornecem uma camada inicial de proteção contra o sol, mas a combinação disso com o ácido láurico encontrado no óleo de coco mantém a pele livre de bactérias.

Isso significa que o óleo de coco está dando à sua pele uma dupla ajuda de efeitos benéficos. Isso promove o anti-envelhecimento da pele, pois combate as bactérias e fortalece o tecido da pele.

O óleo de coco é realmente um dos produtos mais maravilhosos da natureza e no próximo capítulo veremos mais.

**Balde Oleo De Coco Copra Sem Sabor 3,2l Litros**

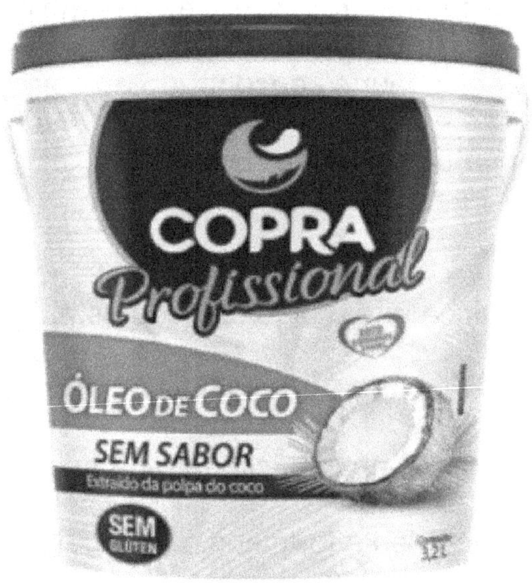


LINK >>> https://amzn.to/3dojIAF

## 4.    ÓLEO DE COCO E PERDA DE PESO.

Muitas pessoas pensam que, como o óleo de coco virgem tem uma alta proporção de gordura saturada, é ruim para você comer.

Este é um dos maiores mitos que cercam o óleo de coco e agora volte para desfazer esse mito e ver como você pode usar o óleo de coco como uma ajuda para perder peso.

A composição química das gorduras do coco

90% do óleo de coco é gordura saturada. Parece um pesadelo, não é, mas um exame mais atento revela a surpreendente verdade.

Isso ocorre porque a maioria dos ácidos graxos saturados no óleo de coco são conhecidos como triglicerídeos de cadeia média.

Os triglicerídeos de cadeia média são, na verdade, mais fáceis de quebrar pelo corpo do que outras gorduras saturadas. Especialmente aqueles encontrados em fast food e outros produtos criados artificialmente.

Isso ocorre porque existem diferenças fundamentais na composição da cadeia dessas gorduras, o que significa que são mais difíceis para o seu corpo quebrar - o que, por sua vez, significa que elas têm mais probabilidade de se acumular nas artérias e no tecido da pele.

Além disso, as gorduras saturadas do óleo de coco - especialmente o ácido láurico, na verdade aumentam o metabolismo do corpo e promovem a saúde ideal da tireóide e dos sistemas enzimáticos.

Ter um metabolismo elevado significa que o corpo queima calorias em um ritmo maior. Isso se deve à acidez do ácido estomacal e à eficácia com que ele pode converter alimentos em energia. Ter um intestino saudável aumentará muito suas chances de ter um metabolismo elevado e ajudará você a começar a perder peso.

As enzimas contidas no óleo de coco realmente agem como catalisadores para o ácido do estômago e ajudam a quebrar a gordura em uma taxa maior - e como seu metabolismo também aumenta, você pode queimar uma proporção maior das calorias que ingere.

Elas também ajudam a promover um intestino saudável, combatendo bactérias e fortalecendo o revestimento do estômago. Portanto, o óleo de coco é, na verdade, muito melhor para você usar na culinária e nos alimentos do que outras alternativas, pois tem benefícios adicionais não encontrados no óleo vegetal e no azeite.

O óleo de coco virgem, pois contém 50% de ácido láurico, definitivamente vale a pena incluí-lo em sua dieta. A maneira mais fácil de fazer isso é substituir o óleo de cozinha por óleo de coco - que, aliás, é muito mais complementar ao paladar de muitos alimentos, especialmente caril e salteados.

Alternativamente, você também pode usar leite de coco com mais regularidade em sua cozinha, pois pode ser um ingrediente-chave em uma variedade de deliciosos cari

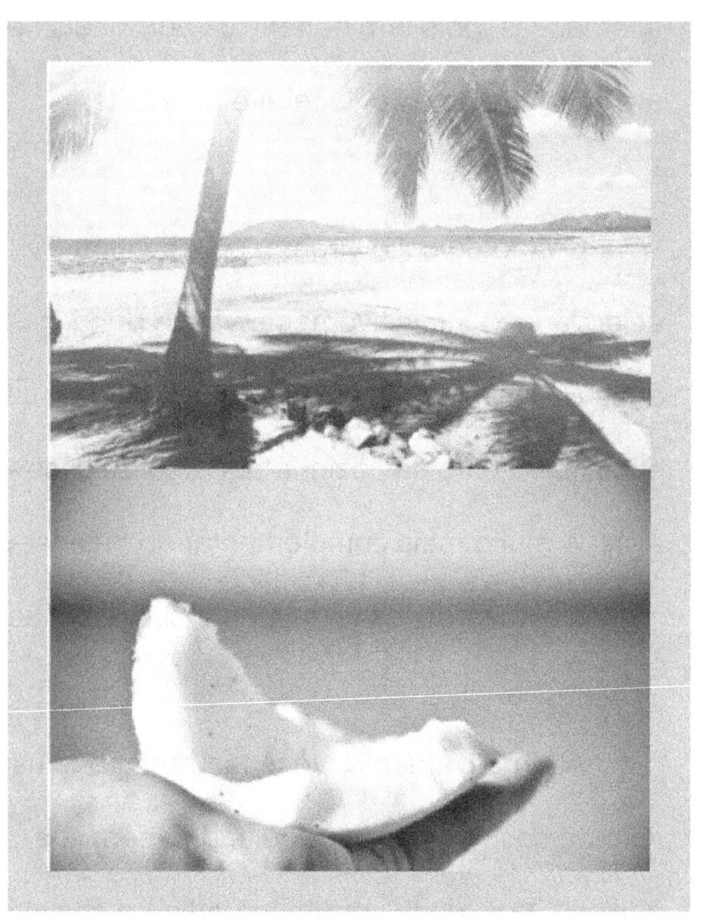

# 5.   O ÓLEO DE COCO COMO UM AUXÍLIO À DIGESTÃO

O óleo de coco é considerado um suplemento útil para ajudar na digestão. Esta é uma das principais razões pelas quais ele é o ingrediente principal em muitas fontes de curry - e por que o curry desce tão bem.

Como vimos nos capítulos anteriores, o óleo de coco tem fortes benefícios antimicrobianos que, quando ingerido, ajudam a combater bactérias nocivas e a fortalecer o sistema imunológico.

Muitos problemas digestivos são causados pela presença de micróbios nos alimentos que comemos. Temos um conjunto natural de micróbios no ácido estomacal que ajuda a digestão, mas eles costumam reagir negativamente com certas enzimas encontradas em outros alimentos.

Isso significa que o principal meio pelo qual o óleo de coco virgem pode ajudar nossa digestão é curando a indigestão.

A indigestão é causada principalmente por ácido no estômago que irrita o revestimento do estômago e a parte superior do intestino delgado.

O processo mais comum que causa isso é conhecido como refluxo ácido. Isso é mais comumente causado por má alimentação e obesidade, bem como úlceras estomacais e outras infecções estomacais.

As gorduras saturadas do óleo de coco, especialmente o ácido láurico e o ácido caprico, ajudam o estômago e o sistema digestivo a neutralizar as micro-bactérias. Essas gorduras ajudam a remover bactérias e fungos parasitas, mantendo o trato digestivo e o estômago em um desempenho ideal.

Embora esses benefícios sejam ótimos se você tiver indigestão, eles também ajudam a manter o funcionamento limpo e saudável do resto do corpo. O óleo de coco é rico em vitaminas e minerais, mas os ácidos graxos dentro dele estimulam a absorção da maioria das outras vitaminas e minerais pelo corpo.

Isso ocorre porque as enzimas que são liberadas quando as cadeias de ácidos graxos se rompem atuam como um catalisador para a absorção de outras vitaminas e minerais.

Mas antes de engolir litros de óleo de coco, saiba que isso teria um impacto negativo em sua saúde geral.

Embora o óleo de coco seja uma ótima maneira de curar a indigestão e seja benéfico para o sistema digestivo em geral, o uso excessivo de óleo de coco pode ter consequências negativas.

Isso ocorre porque, embora as gorduras saturadas no óleo de coco virgem não sejam prejudiciais à saúde, em pequenas doses, grandes quantidades serão equivalentes a comer muita carne e laticínios não saudáveis.

Por isso, é melhor usar óleo de coco para cozinhar, sem derramar a garrafa inteira sobre cada refeição.

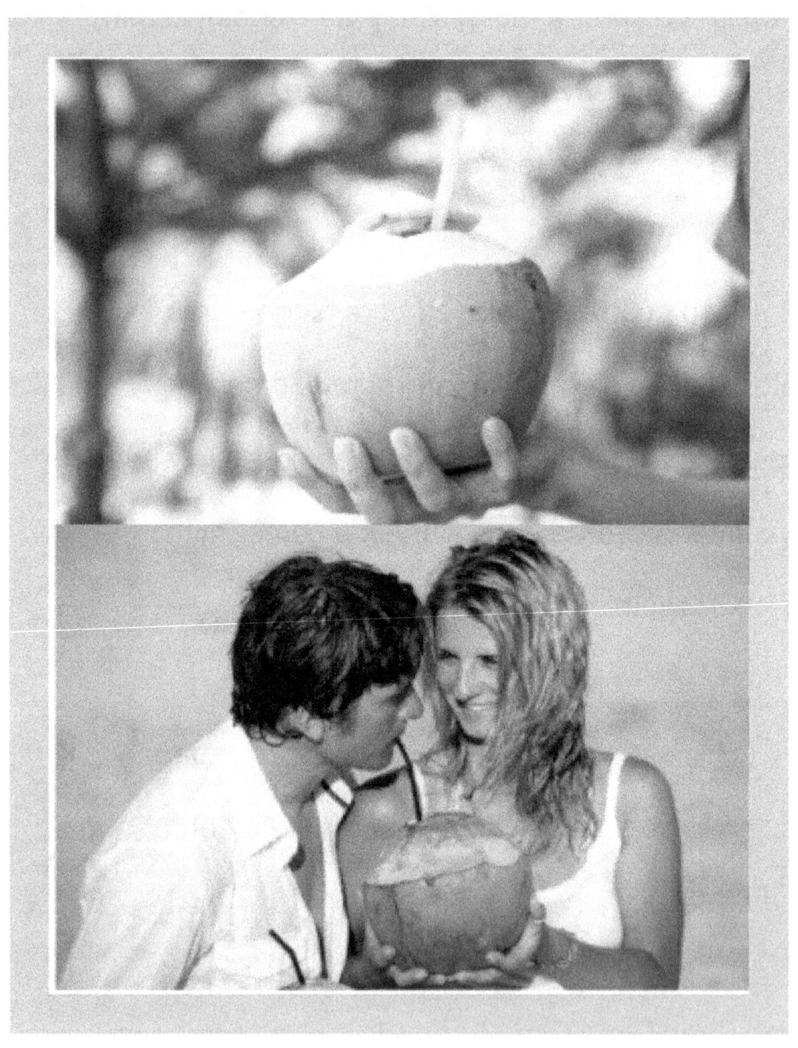

## 6.  O ÓLEO DE COCO COMO UMA AJUDA PARA O SISTEMA IMUNOLÓGICO

Manter uma dieta bem balanceada e monitorar cuidadosamente sua ingestão diária de alimentos e bebidas são essenciais para manter um sistema imunológico equilibrado e saudável.

Seu sistema imunológico tem que lutar contra uma grande quantidade de bactérias todos os dias e ter um sistema imunológico baixo significa que você tem mais probabilidade de pegar vírus e outras doenças.

A ingestão de óleo de coco pode ajudar seu sistema imunológico de várias maneiras.

Como já discutimos, o óleo de coco tem grandes benefícios naturais à saúde e funciona como uma cura eficaz para uma série de doenças comuns, incluindo eczema, indigestão e uma variedade de doenças de pele, como manchas senis.

No entanto, o óleo de coco também pode ajudar seu sistema imunológico de várias maneiras surpreendentes.

O principal modo pelo qual o óleo de coco pode impulsionar seu sistema imunológico é através da ingestão de gorduras saturadas - as mais benéficas das quais são - triglicerídeos de cadeia média.

Essas são as gorduras saturadas mais facilmente digeríveis, já que o corpo as transporta direto para o fígado, onde não são usadas para a produção de gordura, então você não precisa se preocupar muito em aumentar o colesterol à medida que estimula o sistema imunológico.

Os triglicerídeos de cadeia média são usados pelo sistema imunológico para criar antimicrobianos - que mais comumente chamamos de anticorpos.

Os anticorpos são o principal mecanismo de defesa que seu corpo possui ao lutar contra infecções e vírus, portanto, ter quantidades moderadas de gorduras saturadas é necessário para manter a produção de anticorpos alta.

As gorduras do óleo de coco contêm lipídios antimicrobianos com propriedades antivirais e antifúngicas.


O óleo de coco contém ácidos láurico, caprílico e caprílico que, quando decompostos, são convertidos em anticorpos específicos usados nas defesas do seu corpo contra uma série de doenças, incluindo herpes, gripe e outras infecções / doenças.

Ter os anticorpos certos para combater bactérias específicas é fundamental para o bem-estar do seu corpo, portanto, adicionar um pouco de óleo de coco à sua dieta é uma maneira fácil de garantir que você continue feliz e saudável.

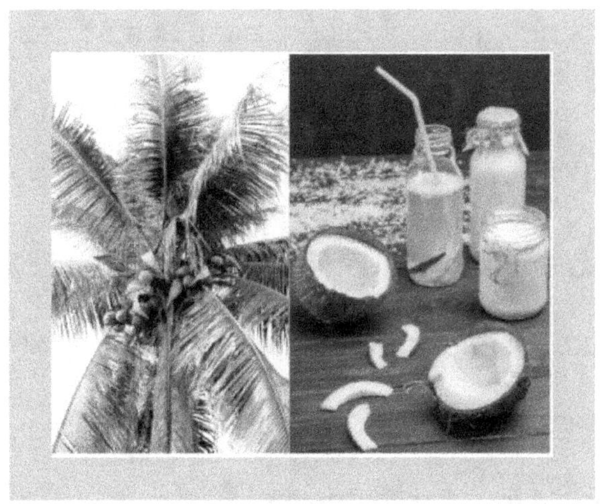

## 7.  O ÓLEO DE COCO PODE AJUDAR A COMBATER INFECÇÕES?

Já vimos que o óleo de coco pode ajudar a combater uma variedade de infecções e que auxilia o seu sistema imunológico graças aos ácidos graxos como o ácido láurico e o ácido cáprico.

No entanto, os benefícios naturais do óleo de coco para a saúde vão muito além disso, pois é um tratamento versátil para uma variedade de infecções internas e externas. É isso que vamos examinar neste capítulo.

Em primeiro lugar, externamente o óleo de coco pode ser usado para tratar uma variedade de aflições de pele e é brilhante para cortes, arranhões e hematomas.

Na pele, o óleo de coco virgem é adequado para prevenir doenças comuns da pele, como eczema e outras erupções, pois cria uma camada impermeável de óleo entre a pele e o ar.

Embora normalmente isso possa fazer com que sua pele se torne insalubre e não seja capaz de respirar adequadamente, a composição química do óleo de coco na verdade areja a pele e a hidrata ao mesmo tempo.

Você não deve se manter coberto de óleo de coco 24 horas por dia, sete dias por semana, mas a aplicação de uma camada duas vezes ao dia irá manter as irritações da pele sob controle e deixá-la com uma pele mais saudável.

Em cortes, hematomas e arranhões, o óleo de coco virgem ajuda da mesma maneira que acima - mantendo a área livre de infecções. No entanto, os efeitos hidratantes também ajudam a curar a pele, fornecendo-lhe os nutrientes de que necessita para rejuvenescer e reparar o tecido da pele.

Os nutrientes do óleo de coco não apenas ajudam a curar a pele, mas também a endurecer - isso é ótimo para remover estrias e minimizar cicatrizes.

Em segundo lugar, as enzimas do óleo de coco são conhecidas por matar muitos vírus, incluindo influenza, sarampo, herpes, hepatite e SARS.

Isso significa que o óleo de coco pode realmente protegê-lo contra algumas das piores doenças a que estamos expostos no mundo moderno. As enzimas atuam simplesmente decompondo as bactérias nocivas - neutralizando assim qualquer potencial que elas têm de criar efeitos negativos.

Em terceiro lugar, o óleo de coco é um ótimo tratamento para candidíase e outras infecções fúngicas

O óleo de coco orgânico é uma das ajudas naturais mais eficientes na luta contra a candida completamente.

Mudar sua dieta dessa forma simples pode realmente ajudar a aliviar você da candíase para sempre.

Candida é notoriamente difícil de remover do corpo, pois a fonte da infecção não é necessariamente a mesma que o local da infecção em si.

Candida cresce em um ambiente de baixo PH e excessivamente tóxico. Se você está acima do peso, coma muita comida lixo ou se estiver abaixo do peso e for sedentário, a pele do seu corpo e o sistema imunológico são menos tolerantes, o que significa que você provavelmente desenvolverá infecções por candida ou fermento com muito mais frequência.

Em sua dieta, o óleo de coco ajuda a fortalecer o sistema imunológico, além de ser uma fonte muito melhor de gordura saturada do que junk food, ajudando você a perder peso enquanto mantém uma dieta balanceada.

Aplicados externamente, os nutrientes do óleo de coco ajudam a proteger a pele e a criar uma barreira aos radicais livres externos, o que torna improvável a repetição de infecções. A aplicação tópica de óleo de coco também ajudará a acalmar a pele, o que significa que você não sofrerá tanta irritação. O óleo de coco atua como um fungicida literalmente quebrando o fungo e impedindo o crescimento do fungo.

Isso torna o óleo de coco um dos melhores remédios naturais para uma grande variedade de aflições comuns. É realmente uma maravilha do mundo natural e você seria negligente se não comprasse alguns hoje.

# Kit 5 Óleo de Coco Extra Virgem 120 cápsulas

**Unilife**

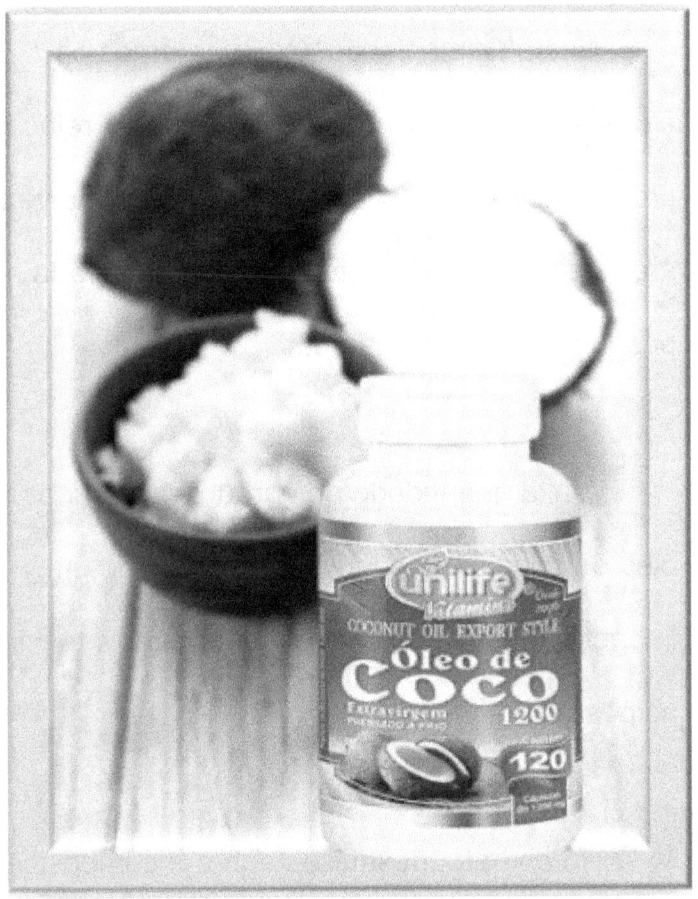


**LINK >>> https://amzn.to/3lzaKn8**

## 8. ÓLEO DE COCO E DOENÇAS CARDÍACAS

Nesta última seção, examinaremos os alegados benefícios do óleo de coco em relação à prevenção de doenças cardíacas. Esta é talvez a área de debate mais amplamente contestada na pesquisa do óleo de coco.

A alta quantidade de gorduras saturadas no óleo de coco parece indicar que ele teria um impacto negativo na saúde, criando mais tecidos adiposos.

No entanto, pesquisas sobre a composição química dessas gorduras saturadas mostraram que elas são principalmente triglicerídeos de cadeia média, a forma menos prejudicial e mais benéfica de gorduras saturadas que seu corpo pode usar.

A doença cardiovascular em todo o mundo causa mais de 12,5 milhões de mortes por ano, enquanto nos Estados Unidos mais de 60 milhões de pessoas sofrem de alguma forma de doença cardiovascular (cardíaca).

A forma mais comum dessa doença é a doença arterial coronariana, que resulta do acúmulo de gordura, placa e tecido cicatricial ao redor das artérias.

As causas mais comuns de doença cardiovascular são;

- Colesterol alto

- Hereditariedade

- fumar

- Obesidade

- Pressão alta

- diabetes

Isso significa que o óleo de coco pareceria um candidato improvável como suplemento dietético para diminuir o risco de doenças cardíacas, mas na verdade não é.

Tudo isso tem a ver com o tipo de gordura saturada que ingerimos regularmente.

Os do Sri Lanka, por exemplo, têm o menor risco de doenças cardiovasculares do mundo e seu óleo de cozinha principal vem do coco.

Isso pode parecer acidental, mas tem havido um aumento acentuado de doenças cardiovasculares no Sri Lanka e na Índia que se ajusta ao aumento do uso de óleos vegetais que substituíram os tradicionais auxiliares de cozinha e consumíveis.

As gorduras saturadas na maioria das dietas ocidentais são de um tipo muito pior. Esses são triglicerídeos de cadeia alta que o corpo não consegue quebrar de forma tão eficiente quanto as cadeias médias.

Isso significa que eles se acumulam como depósitos de gordura ao redor do coração e das artérias, aumentando o risco de doença coronariana.

Substituir os óleos e margarinas por óleo de coco diminui, na verdade, o risco de doenças cardíacas e ajuda a perder peso.

Claramente, então, podemos ver que, apesar da aparência, o óleo de coco é na verdade uma alternativa melhor a outros óleos e deve definitivamente ser usado com a maior frequência possível para melhorar sua dieta e reduzir os riscos de doenças cardíacas.

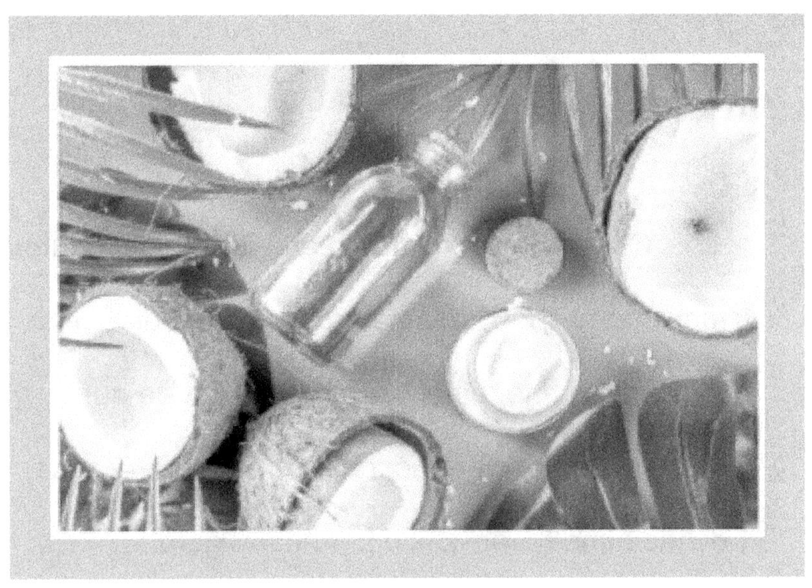

## 9. OBSERVAÇÕES FINAIS - OS FANTÁSTICOS BENEFÍCIOS NATURAIS À SAÚDE DO ÓLEO DE COCO

O óleo de coco é realmente um dos produtos mais maravilhosos da natureza. Isso pode ajudar de tantas maneiras em sua dieta e saúde que todos devemos ser encorajados a mudar nossas dietas e melhorar nosso bem-estar geral.

Manter uma dieta bem balanceada e fazer o melhor que puder pelo seu corpo é fundamental para uma vida longa e frutífera.

O fato de que o óleo de coco também pode tratar uma variedade de aflições e doenças comuns serve apenas para fortalecer a necessidade de tê-

lo à mão o tempo todo.

Espero que este guia prático dos benefícios

do

óleo

de

coco

seja

útil

por

muito

s

anos.

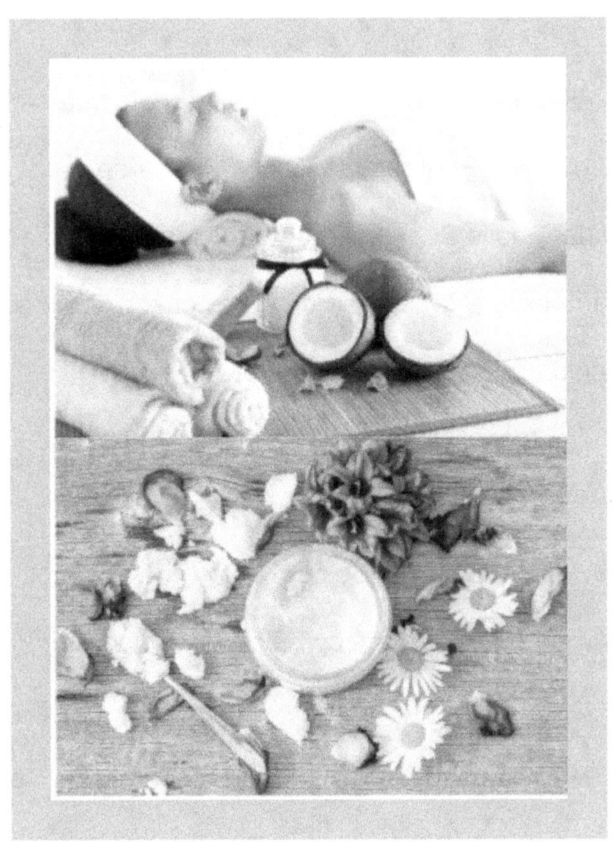

## 10.   SOBRE O AUTOR;

Alexsandro Fernandes de Oliveira: Escritor, fotógrafo e Pós-Graduação em Administração e Relações Humanos. Tem certificações em Psicologia e Nutrição.

Nasceu em Porto Alegre em meio aos campos sulinos dos Pampas Gaúchos. Mudou-se para Florianópolis SC, região de tradicional cultivo de plantas aromáticas e destilação de óleos essenciais onde iniciou seu trabalho de Escritor.

Atuante na área há mais de 20 anos, ao longo de sua carreira, fundou as empresas www.LivroSobreSaude.com.br e www.LivroSobreCaes.com.br , foi cofundador do curso de capacitações em Aromaterapia.

Empresário e Proprietário do centro de treinando terapeuticos.

**Livros RECOMENDADOS dedicado a fornecer receitas de sucos nutritivos e LINKS DE VENDAS para encontrá-los facilmente**

DETOX: EMAGRECIMENTO NATURAL

Descubra os segredos para desintoxicar seu corpo da maneira rápida e fácil em casa!

Link >>>>  https://amzn.to/3dhesz3

## 10 DIAS DE DETOX: Um programa de desintoxicação

Você está tentando perder peso, mas nada está acontecendo? Talvez você esteja cansado de todas as toxinas que estão no ar que você respira, na água que bebe e nos alimentos que ingere. Nesse caso, você precisa fazer algo a respeito.

Link >>>> https://amzn.to/3dkBhSm

www.LivroSobreSaude.com.br

# LEIA TAMBÉM

CURANDO CORPO E MENTE
AROMATERAPIA
Base dos Óleos Essenciais
ALEXSANDRO FERNANDES DE OLIVEIRA

ÓLEOS ESSENCIAIS
Histórias, Tradições, Técnicas
Aromas, Misturas, Diluições,
Tipos de Extrações, Métodos e
Precauções

DETOX
EMAGRECIMENTO NATURAL

ÓLEO DE COCO

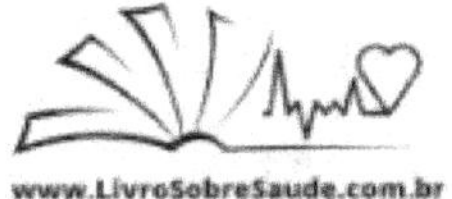

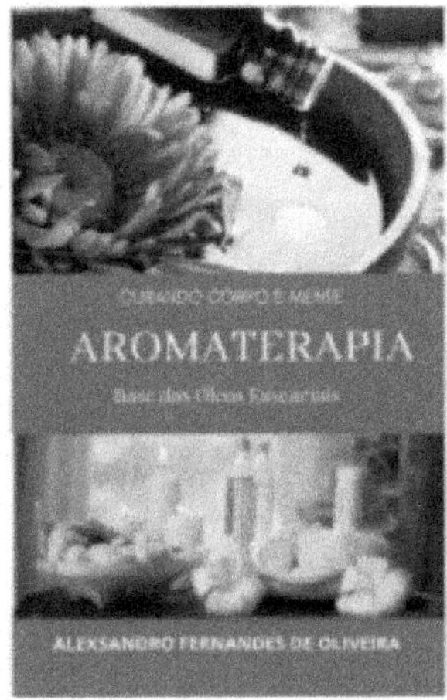

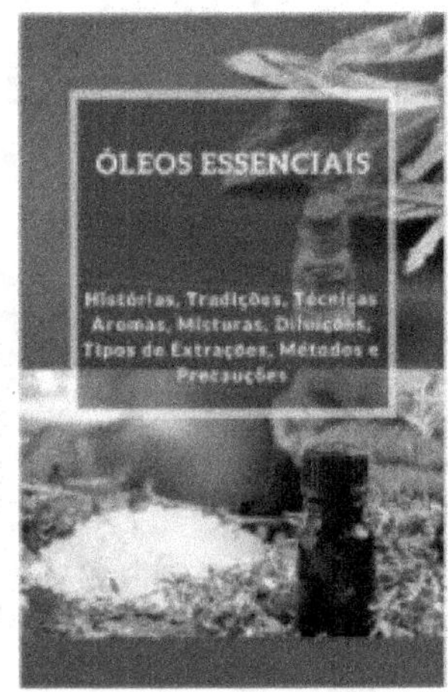

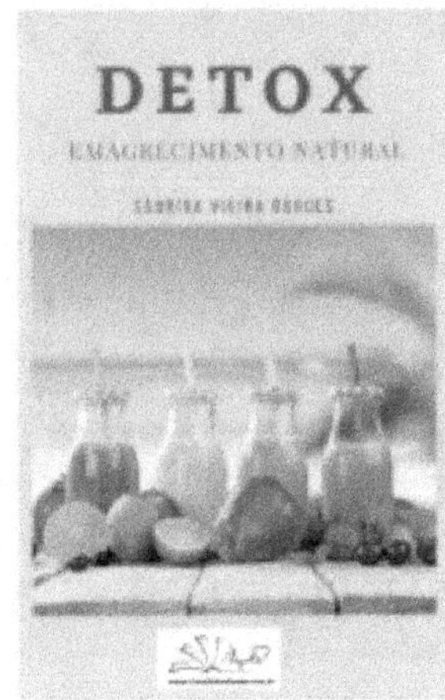

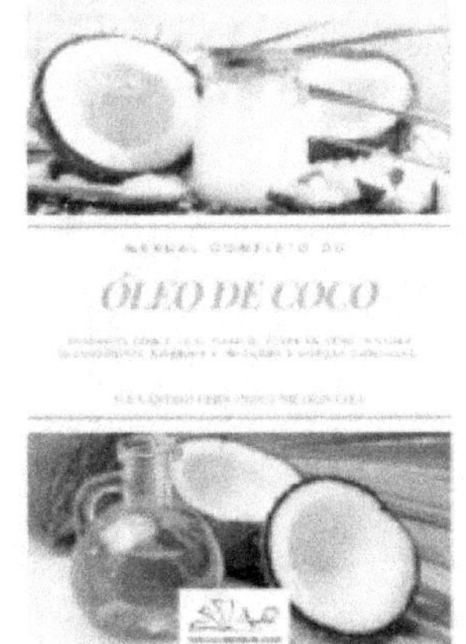

# RECEITAS DE SUPLEMENTOS NATURAIS

# SUCOS

## Fonte de Vida

## SUPLEMENTOS NATURAIS

Beba este suco de combate a infecções durante todo o ano para se manter saudável.

O alho incluído neste suco contém antimicrobianos poderosos propriedades que aumentarão instantaneamente seu sistema imunológico.

**Ingredientes:**

1 beterraba pequena

3 cenouras

6 talos de aipo (com folhas)

1 talo de brócolis

2 dentes de alho

**Instruções:**

Misture tudo no liquidificador até ficar homogêneo. Despeje em copo alto com gelo. Beba imediatamente.

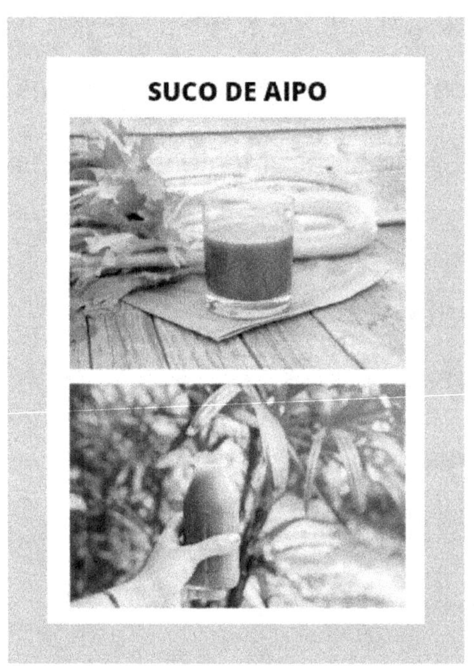

## SUCO ANTI-ENVELHECIMENTO:

## RECEITA Nº 1

### Ingredientes:

3 talos de aipo

3 maçãs inteiras

½ Pepino

1 colher de chá de raiz de gengibre

5 folhas de couve

1 limão

1 laranja grande (descascada)

### Instruções:

Corte o pepino, as maçãs, o limão, a raiz de gengibre e o aipo pequenos pedaços pequenos. Jogue-os no seu espremedor. Em seguida, adicione o

couve e blitz a mistura em suave. Sirva gelado.

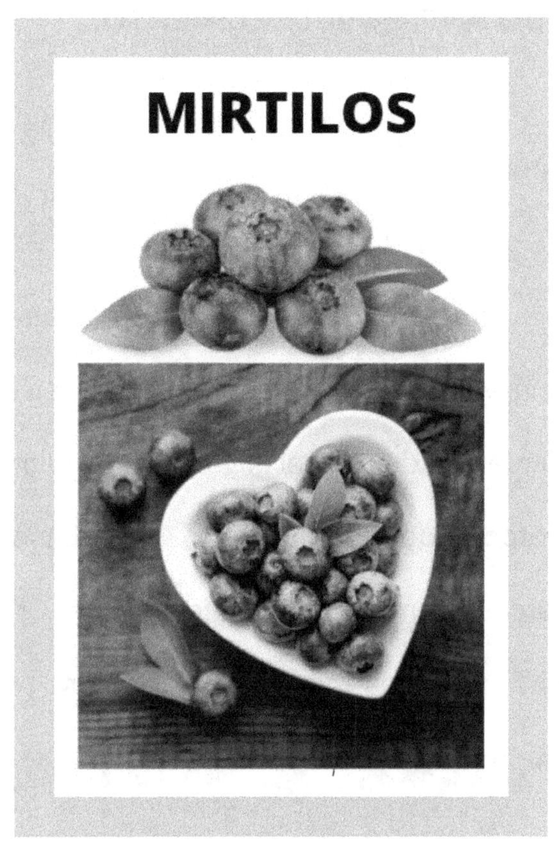
MIRTILOS

## SUCO ANTI-ENVELHECIMENTO:

### Receita Nº 2

Há muitas coisas que levam ao envelhecimento visível, especialmente o estresse e uma abundância de radicais livres em seu corpo.

Incorporando um suco à base de antioxidantes em sua dieta, você poderá transformar apoie as mãos do tempo para parecer e se sentir mais jovem.

Esta receita de suco antienvelhecimento ajudará a reduzir os sinais de envelhecimento, minimizar rugas e deixá-lo com uma pele saudável e mais brilhante e radiante.

Também ajudará a regular a pressão sanguínea.

É uma das nossas receitas favoritas!

**Ingredientes:**

2 xícaras de mirtilos

½ xícara de morangos

1 folha de couve grande

½ beterraba pequena

2 xícaras de água

**Instruções:**

Misture tudo, começando com as frutas e a água. Adicionar

na beterraba e couve. Sirva com gelo.

## 11. ESPREMEDORES CENTRÍFUGOS

Os espremedores centrífugos são provavelmente os espremedores mais comuns. Isso ocorre porque eles são normalmente mais baratos e fáceis de usar.

Este tipo de espremedor usa uma peneira giratória de alta velocidade com um disco de lâmina de aço inoxidável na parte inferior. Quando você solta o produto no topo da máquina, o disco giratório fragmenta todo o produto em uma polpa fina. Isso libera o suco e o empurra através da peneira.

A alta velocidade da força centrífuga cria muito ruído e tende a oxidar o suco mais do que um espremedor mastigador de movimento lento.

Este processo cria mais espuma e um tempo de armazenamento mais curto.

LIQUIDIFICADOR UNIQUE INOX 1.75 L 1800

W 110 V, SEMP TCL LI9018PT1, PRATA

1800W de potência Painel Digital Soft Touch Jarra

em Tritan de 1, 75 litro (capacidade total) Aço Inox

Tritura gelo sem nenhum risco de trincar. Jarra

resistente a quedas Suporta temperaturas

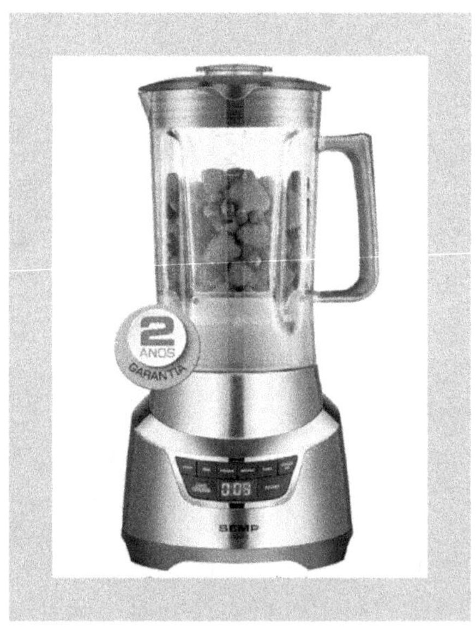

LINK >>>   https://amzn.to/30TTq4A

# LIQUIDIFICADOR NEW XPERT OSTER 1100W

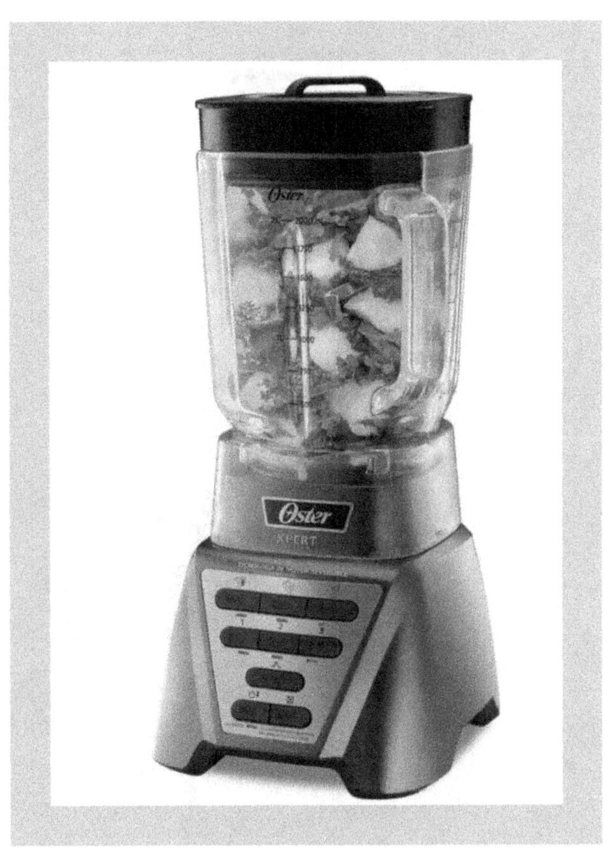

LINK >>>>> https://amzn.to/34KOxvC

# CENTRIFUGA DE ALIMENTOS, JUICER 700, 400W,

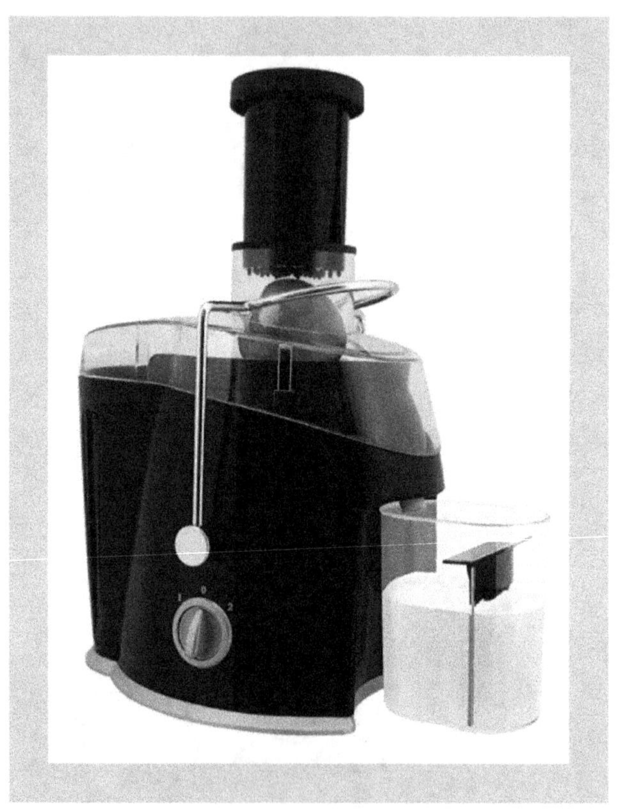

LINK >>>> https://amzn.to/34PzalA